AF461375

PETIT TRAITÉ

OU

MANUEL, DÉDIÉ UNIQUEMENT AUX PROPRIÉTAIRES, COLONS, ET FERMIERS DES CAMPAGNES; CONCERNANT LES MALADIES LES PLUS CONTAGIEUSES ET DANGEREUSES, CONTRE LES ANIMAUX DOMESTIQUES, — MANIÈRE DE LES CONNAÎTRE ET MOYENS POUR LES PRÉSERVER ET POUR LES TRAITER;

EN 5 PARTIES DISTINCTES,

PAR

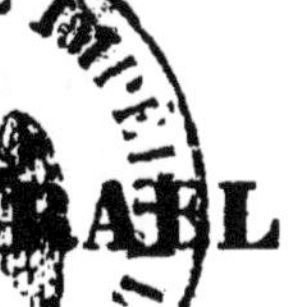

ISRAEL MINVIELLE,

originaire de la ville de Salies, actuellement demeurant et domicilié à Labastide Ville-franche. (Béarn.)

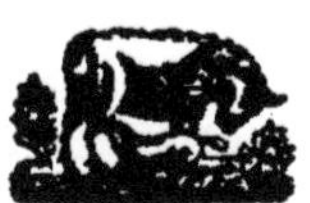

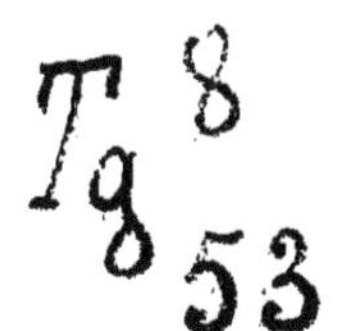

IMPRIMERIE DE P. LESPÉS, A BAYONNE.

AVERTISSEMENT DE L'AUTEUR.

Quoiqu'il existe beaucoup d'ouvrages sur les différentes maladies épidémiques et contagieuses, l'auteur de ce petit Traité, n'hésite pas d'offrir celui-ci aux habitants des campagnes, qui fort souvent perdent leurs animaux, faute de connaître les signes ou symptômes, les soins et les remèdes qu'on doit leur administrer. Il a cru se rendre utile au public, après quinze années qu'il a parcouru les départements des Basses-Pyrénées et des Landes dans tous les sens, et qu'il a été témoin d'un grand nombre de maladies, dont la majeure partie des propriétaires éleveurs, n'avaient aucun aperçu, pour traiter eux-mêmes les animaux qui en étaient atteints; ce qui l'engage, d'après les expériences et les recherches minutieuses qu'il a faites depuis cette époque, de procurer les connaissances les plus nécessaires, aux estimables cultivateurs des campagnes, par le choix des meilleures méthodes, qu'il a puisées sur différents auteurs anciens et modernes, en voyant la désolation qui régnait parmi eux.

Ce petit Traité n'est pas fait sans l'expérience et les lumières nécessaires, attendu que les ouvrages que l'auteur possède traitent sur ces matières et qu'il les a lus et comparés avant de s'en occuper, pour en faire le choix.

Cependant l'auteur se fait un devoir de recommander aux personnes qui auront ce petit Traité entre leurs mains, de ne pas négliger d'appeler auprès d'eux quelque praticien, s'il s'en trouve quelqu'un aux environs de chez eux, attendu que le plus souvent, lorsque leurs animaux se trouvent atteints de quelque maladie que ce soit, ils les négligent, par leur ignorance, dans l'espoir qu'il n'en sera rien. Ils ne doivent donc pas s'arrêter à cette pensée, mais ils doivent au contraire s'empresser de mettre en usage les remèdes désignés à la suite de chaque maladie, indiqués par l'auteur.

Il arrivera souvent que la majeure partie des propriétaires ne connaîtront pas les plantes dont il faudra faire usage dans certains cas : à ce sujet, ils pourront se les procurer chez le premier pharmacien ou herboriste le plus voisin de leur demeure, en leur présentant les recettes et les doses fixées pour chaque maladie.

L'auteur ne peut terminer son avis, sans prévenir le public, que les causes qui produisent le plus souvent toutes les maladies, tiennent de l'excès du travail, de la malpropreté des écuries et des animaux, du long séjour qu'on leur laisse faire dans les écuries ou étables, enfin de les laisser abreuver dans les eaux croupissantes et de les tenir dans l'obscurité ; plusieurs auteurs prétendent que le manque de lumière dans les écuries des animaux leur est très-nuisible et les fait maigrir.

Les propriétaires, colons et fermiers, pourront suivre

sans crainte les conseils que nous leur donnons, et les mettre en usage, chaque fois qu'une des maladies qui y sont désignées surviendra parmi leurs animaux.

PREMIÈRE PARTIE.

CONSTRUCTION ET ENTRETIEN DES ÉTABLES A BŒUFS.

Les étables à bœufs doivent se tenir continuellement propres et autant que possible aérées, pour être préservées des maladies contagieuses et épidémiques..

DEVOIRS DU BOUVIER.

Le Bouvier doit étriller ou bouchonner ses bœufs le matin et le soir, il s'assurera que la mangeoire soit propre avant d'y déposer la nourriture. Pendant les grandes chaleurs, le bouvier aura soin de mêler de temps en temps un peu de vinaigre à leur boisson. Il fera attention au retour des champs, s'ils ont bon appétit, s'ils n'ont reçu aucune contusion et s'ils n'offrent aucun symptôme de maladie. Il devra de nouveau les bouchonner et visiter leurs pieds pour en ôter les cailloux et les ordures qui auraient pu s'y mettre. Il ne les attachera à la mangeoire que lorsqu'ils seront délassés et les tiendra un peu éloignés les uns des autres pendant ce temps. Si le bouvier reconnaît un bœuf malade, il devra s'empresser de le séparer des autres pour préserver la contagion.

MALADIES PESTILENTIELLES. = BUBON,

1° Le Bubon pestilentiel est le plus dangereux; il paraît presque toujours à la suite des fièvres malignes.

Le bœuf atteint du Bubon pestilentiel est triste, boîte et digère mal, toutes ses fonctions sont troublées, il faut le tenir à la diète en ne lui donnant que de l'eau blanche nitrée, et appliquer sur le Bubon des cataplasmes d'oignons de lis, gomme ammoniaque, le tout mêlé avec du savon noir, ou bien avec un onguent d'huile de laurier et de Cantharides. Il faut avant d'appliquer ces remèdes, prendre une poignée de fenouil vert, vulgairement connu, pour frotter l'entour du Bubon, pour empêcher la brûlure du poil de l'animal qui doit être faite avec un coutre rouge, sur le rond du mal apparent.

Si le Bubon se déclare au cou de l'animal, cette opération est très-difficile; il faut alors avoir recours à un artiste vétérinaire. La tumeur scarifiée, on continue de la panser avec de l'eau-de-vie camphrée ou de l'huile de térébenthine; si l'animal paraît abattu, on lui fait prendre une boisson composée d'une once de Thériaque avec un litre de vin, si l'animal est grand, et la moitié pour un moindre.

DU CHARBON.

2° Le Charbon se manifeste extérieurement par des tumeurs de la grosseur d'une noix dure et noire, et ne contient point de matière. Souvent il n'en paraît qu'une qui prend ordinairement aux flancs de l'animal et qui augmente insensiblement en se communiquant par des lignes fusées jusqu'aux bourses qui deviennent très-grandes. Aussitôt qu'elle paraît, il faut brûler la circonférence de la tumeur du mal apparent et continuer la même opération en avant des autres tumeurs s'il en survient. On ouvre ensuite chaque tumeur avec une lancette ou bien un rasoir, et on lave la plaie jusqu'au vif avec du fort vinaigre de vin, mêlé de sel, d'ail pilé et de poivre en bonne quantité, et on continue ces soins jusqu'à la guérison du venin.

CHARBON-MUSARAIGNE.

3. Ce charbon est un dépôt critique à la partie supérieure et inférieure de la cuisse ; il survient subitement après quelque fièvre inflammatoire ; l'animal boîte, est sans force, et les accidens se succèdent avec tant de rapidité, que souvent l'animal meurt en moins de vingt-quatre heures ou d'une demi-journée. Il est donc urgent, lorsque cette maladie se présente, d'avoir recours sans tarder, à un artiste vétérinaire.

Le traitement de cette terrible maladie est le même que celui du Bubon pestilentiel.

AUTRES MALADIES ÉPIDÉMIQUES LES PLUS DANGEREUSES.

1° L'abscès à la racine de la langue,

REMÈDE. — Ratissez la langue avec un couteau, dont on ne devra plus se servir; lavez-la avec du vinaigre où l'on a fait tremper de l'herbe impériale avec du sel et du poivre, en bonne quantité.

2· Le PALONID, maladie interne.

REMÈDE. — Faites avaler au bœuf ou vache, une demi-once d'aloës, mêlé avec un quart d'once de foie d'antimoine concassé.

3· BOUTONS sous la langue.

REMÈDE — Lavez-la avec du vinaigre, dans lequel on a fait infuser de l'assa-fœtida, de l'ail, avec du sel et du poivre en bonne quantité.

4· VESSIE dessus et dessous, et aux côtés de la langue, qui devient noire, et suivie d'un ulcère chancreux.

Cette maladie fait périr en peu de temps les animaux.

REMÈDE. — Dès qu'il paraît quelque vessie, crevez-la avec quelque instrument, enlevez la peau, raclez-la bien fort, lavez-la avec du fort vinaigre, sel pilé, poivre, ail concassé, le tout mêlé, puis frottez la plaie avec une pierre de vitriol.

5· FIÈVRE pestilentielle et pourpreuse; elle attaque surtout les vaches. Les signes en sont : des frissons irréguliers, les yeux rouges, larmoyants, une bave gluante coulant des naseaux et de la bouche, diminution notable du lait, toux fréquente, tristesse, langueur, flux de ventre, respiration pénible, la peau séparée de la chair; enfin, si on ne donne des secours, la mort s'ensuit au bout de quelques jours.

REMÈDE. — Faites promptement des cautères sous la gorge de ces animaux, à l'endroit appelé Fanon, c'est-à-dire percer la peau avec un instrument, détacher la peau de la chair, et mettre dans cet espace un morceau d'éllébore noir, auquel on ajoute, pour le rendre plus actif, un bon caustique, comme du sublimé corrosif; entretenir la suppuration avec du saindoux ou suppuratif ordinaire, et mettre un seton à côté pour procurer un écoulement à la matière. Saigner l'animal, lui faire observer une grande diète, lui donner seulement un peu d'herbe, du son de farine de seigle; le faire boire souvent avec de l'eau blanche, et lui frotter de temps en temps le derrière des oreilles et les narines avec du vinaigre aromatique. Ce n'est qu'en maigrissant que ces animaux peuvent guérir. Il faut parfumer tous les jours l'étable avec des herbes aromatiques, comme Genièvre, Thym, Lavande, Laurier, etc.

6· LE SCORBUT. On le connaît par des grains de ladrerie à la lèvre de dessus et de dessous, et à la langue. Il est bientôt suivi de la mort, si l'on n'y remédie.

Il faut d'abord gratter jusqu'au sang les marques du Scorbut avec une cuiller d'argent, et jusqu'à ce qu'il n'y ait plus rien de rude sur la langue; puis la frotter avec la pierre de vitriol; gargariser avec deux litres de fort vinaigre, une poignée de gousses d'ail, une de ronces, sel et poivre, le tout ayant infusé vingt-quatre heures; user de ce gargarisme trois fois par jour, surtout quand le mal est pressant.

On fera très-bien, en même temps que ces différents symptômes s'annonceront, d'avoir recours à quelque artiste vétérinaire.

PRÉSERVATIFS CONTRE LES MALADIES CONTAGIEUSES QUI RÈGNENT PARMI LES BÊTES A CORNE, ET MOYENS POUR LES EMPÊCHER D'INFECTER TOUT LE TROUPEAU.

REMÈDES. — Prenez de l'éthyops minéral une demi-once, de l'antimoine cru réduit en poudre très-fine, une once, de la Thériaque de Venise, une demi-once, mêlez le tout ensemble, avec une quantité suffisante de fleur de farine et de lait nouveau; faites-en une boulette, que vous donnerez tous les jours à une grande bête formée; continuez à lui en donner pendant douze ou quatorze jours de suite, et au moment que vous jugez qu'elle a l'estomac le plus vide : il n'y a point de régime particulier à faire observer à l'animal, tant qu'il prend ce remède. Comme il est destiné pour prévenir la maladie, il ne faut l'administrer à aucune bête lorsqu'elle est manifestement attaquée du mal.

On doit en cesser l'usage, dès que la bête a perdu l'appétit entièrement, et qu'elle a un flux de ventre violent.

AUTRE ANTIDOTE EXPÉRIMENTÉ POUR TOUTE SORTE DE BESTIAUX.

REMÈDES. — Prenez de la racine d'angélique et graine de Genièvre, de chacune deux poignées; faites-les sécher, et les pulvériserez finement ; mêlez-y une poignée de feuilles de rue toute verte, et deux têtes d'ail ; ajoutez-y du miel suffisamment, battez le tout ensemble, et l'incorporez bien, puis donnez au bœuf de cet antidote, de la grosseur d'un œuf de pigeon, dans un demi-litre de vin rouge tout chaud : on en donne pareille dose aux chevaux, et gros comme une noix ordinaire aux bestiaux de médiocre taille, dans un verre de vin seulement.

On peut se servir de ce remède, comme on se sert du mithridate, de la Thériaque ou de l'orviétan.

Il est spécifique contre le mauvais air et le poison ; il est également souverain pour les hommes. Si on en met sur un charbon de peste, il le fait venir à matière. Il est encore merveilleux pour les morsures des bêtes venimeuses, et aussi pour les chiens attaqués de la rage.

Manière pour préserver les étables de l'infectation des maladies épizootiques et contagieuses, lorsque l'air de ces étables se trouve vicié par quelque cause que ce soit.

1° Les propriétaires doivent veiller autant que possible, de faire construire leurs étables au levant, et avoir soin d'y faire plusieurs ouvertures-fenêtres.

2° Ils doivent avoir soin d'ouvrir ces fenêtres chaque jour, au lever du soleil, pour les faire aérer ; c'est le meilleur préservatif contre les infectations.

3· Lorsque les propriétaires se trouvent dans l'impossibilité d'avoir leurs établissements construits au levant, et qu'ils ne pourront y pratiquer les ouvertures nécessaires, ils devront pour le moins parfumer ces loges deux fois par année : premièrement, le commencement du printemps; secondement, le commencement de l'automne, ou mieux vaudrait plusieurs fois l'année.

4· Lorsque les propriétaires trouveront un animal mort pendant la nuit, sans avoir connu aucun symptôme de maladie dans la journée précédente, ils auront soin bien subitement de le retirer de l'étable, et de préparer de suite un litre de vin tiède avec une once de Thériaque, pour chaque animal de grande taille, et un demi-litre avec une demi-once du même remède pour les petits. Ce remède se donne le matin même, du même jour, à tous les autres animaux existant dans la cour, et surtout sans qu'ils aient rien mangé. Ils devront surtout les priver de nourriture et autant que possible de l'air durant toute la journée, les couvrir autant chaudement que possible et parfumer sur-le-champ l'étable avec les aromates ci-après détaillés : d'ailleurs c'est un préservatif contre la peste et les mauvais airs.

5· Le parfum des étables doit être fait avec du bois de Genevrier ou, à défaut de celui-ci, avec une ou deux poignées de graines de cet arbre, une ou deux poignées de petites branches sèches de laurier, et autant de Sabine. Lorsque l'on parfumera les étables, il faudra, autant que possible, fermer toutes les ouvertures hermétiquement, pour que le parfum n'en sorte, et afin que la fumée reste dans l'étable et que les airs ne la dissipent·

6· Il faut pour faire brûler les aromates désignés ci-dessus pour le parfum, prendre une chaudière en cuivre ou un chaudron, y mettre deux pellées de charbons vifs, et avant tout piler le tout ensemble en petites parties, et les déposer sur les charbons par deux ou trois poignées à la fois; souffler lentement et continuellement le charbon, en ayant soin de ne pas les mettre en flammes jusqu'à la fin. Si l'étable est grande, on doit faire la même opération, en deux ou trois endroits, en mettant les doses moindres.

Au surplus on peut prendre pour ce parfum, une plus grande quantité de Genièvre que des autres aromates, si l'on veut.

DEUXIÈME PARTIE.

MALADIES DES BÊTES A LAINE.

CONSTRUCTION ET ENTRETIEN DES BERGERIES.

Les Bergeries doivent être basses, de plancher ou clédat, pour qu'elles soient plus chaudes en hiver; faire en sorte, autant que possible, que le sol de la cour soit uni, sans pierres, qu'il soit en pente, afin qu'il n'y reste point d'urine, qui cause du mal aux pieds des brebis ou moutons et gâte leur laine. On doit se contenter de donner le jour aux Bergeries, par une ou deux petites fenêtres,

DEVOIRS DU BERGER.

Le Berger doit être vigilant, il doit faire souvent la visite de son troupeau, pour voir s'il y a quelque mouton ou brebis d'égarés, faire le pansement de ceux qui se trouvent malades, et avoir soin de séparer ceux-ci du troupeau. Il doit aussi avoir soin de ne point laisser manquer de litière, ni de fourrage en hiver, de nettoyer les Bergeries et de les entretenir de bonne paille, de genêts ou de bruyères les plus douces.

Maladies contagieuses des bêtes à laine.

CLAVEAU OU CLAVÉE.

On connaît cette maladie, à des petits clous dont les brebis ou moutons sont couverts. Ce mal est contagieux, et souvent mortel. Les clous où il y a un ver sont les plus dangereux : on doit d'abord séparer des autres les bêtes qui en sont attaquées ; couper tout autour les clous sans toucher au ver, et faire dégoutter dans la plaie du suif de chandelle. On guérit ordinairement cette maladie avec la poix-résine seule, ou avec du soufre et du vinaigre mêlés ensemble.

DE LA MORVE.

On connaît cette maladie, par l'abondance d'humeurs visqueuses, blanches ou rousses, qui coulent par les naseaux ; séparez aussitôt des autres, les bêtes attaquées, puis faites fondre un bon morceau de soufre dans une cuiller en fer, jetez-le tout bouillant dans un quart de litre d'eau, retirez-le soufre et réitérez la même chose, et faites boire de cette eau à chaque bête. Si dans trois jours elle ne guérit pas, la morve est formée, et il faut étouffer la bête.

DE LA PESTE.

On ne peut guère que prévenir cette terrible maladie. Pour en préserver un troupeau, il faut parfumer les Bergeries et les mangeoires, de Genièvre, de Laurier, de Sabine et d'encens pilés ensemble ou coupés en petits morceaux. On met ces aromates dans une chaudière de cuivre, enfin faire de même que pour les étables des bêtes à corne ci-devant prescrit.

Si on a des bêtes qui en sont attaquées, mettez-les d'abord à part, et tentez quelques remèdes; comme un peu d'orviétan ou de Thériaque délayée dans du vin pour les en faire boire. Pour garantir les autres, faites-leur boire tous les matins, avant d'aller aux champs, de l'eau où l'on aura fait infuser de la sauge et du marrube; faites essai des autres remèdes indiqués pour le mal contagieux, à l'article des bêtes à corne.

DE LA GALE.

Les signes les plus certains sont lorsque les moutons ou les brebis se frottent contre tout ce qui se présente, les arbres, les murs, elles s'arrachent la laine avec les dents. Lorsqu'on examine la peau de ces bêtes quand elles sont galeuses, on la trouve plus dure aux endroits qui les démangent, on y sent des grains qui résistent sous le doigt; on y voit des écailles blanches ou petits boutons, d'abord rouges et enflammés, et ensuite blancs ou verts.

Un mouton galeux suffit pour infecter tout un troupeau; il faut aussitôt le séparer des autres, et employer les remèdes appropriés à sa guérison.

REMÈDE. Coupez d'abord de la laine pour découvrir le mal, faites fondre ensemble du Camphre, de la fleur de soufre, de la cire, frottez-en la bête attaquée pendant trois fois, et lavez-la avec de l'eau de lessive.

TROISIÈME PARTIE.

MALADIES DES COCHONS — LOGES.

Les loges à cochons ont besoin d'être tenues proprement; ainsi il faut nettoyer de temps en temps leur petite étable: cette propreté contribue beaucoup à les faire devenir gras et forts, et les préserve de la maladie des pieds, qui leur arrive assez souvent.

SUJETS DE LEURS MALADIES.

Les cochons sont sujets à des maladies.

1· La ladrerie ou lèpre; les signes en sont quand ils sont lourds et pesants; lorsque leur langue et leur gorge sont chargées de petites pustules et quand la racine des soies est sanglante. La ladrerie ne se connaît pas toujours à la langue, car souvent il n'y a que peu ou point de grains, et cependant quand on vient à ouvrir le cochon et à le mettre en pièces, on en trouve toute la chair chargée; en ce cas, elle est malsaine.

REMÈDES. Lorsque les petites pustules noirâtres de ladrerie sont bien formées sur la langue du cochon, ou que cette maladie se manifeste par l'enrouement de l'animal; pulvérisez de l'antimoine cru, mêlez-le avec un peu de farine d'orge, et répandez-en sur la langue du cochon, plusieurs fois la semaine. On la éprouvé que ce remède est encore fort bon pour les chancres ou boutons qui viennent aux bêtes à corne.

Lorsqu'on reconnaît cette maladie; séparez-le des autres: donnez-lui de bonne paille fraîche, pour le tenir proprement, saignez-le sous la queue, baignez-le souvent à l'eau claire, nourrissez-le avec de l'eau et du son de froment, mêlé avec de la lie de vin.

2° *Pour le Catarrhe ou enflure des glandes au cou.*

REMÈDE. Saignez l'animal sous la langue; frottez le mal avec de la farine de froment mêlée de sel, frottez-le rudement à contre-poil avec de l'eau de lessive, et baignez-le à l'eau claire.

DE LA GALE DES COCHONS.

Cette maladie est contagieuse pour l'espèce porcine, aussi bien que pour les autres animaux, nous allons traiter sur cette partie, d'après les expériences que nous avons faites.

La gale se communique, lorsqu'on laisse les animaux de cette espèce ensemble. Il faut donc avoir soin de séparer ces animaux, lorsque l'un d'eux est atteint de cette maladie.

La gale vient de l'infectation de la peau, qui cause une grande démangeaison.

REMÈDE. Il faut frotter rudement et à contre-poil le cochon galeux, avec de la lessive très-forte et le faire baigner ensuite dans de l'eau claire. Si ce remède ne suffit pas, frottez l'animal avec de l'urine et de la fleur de soufre en poudre.

PRÉSERVATIF DE LA GALE, ET LE DÉGOUT DU MANGER DU COCHON.

Il faut tenir l'animal enfermé dans sa loge, afin de lui faire faire diète pendant vingt heures; après ce temps, lui donner pour boire, beaucoup d'eau tiède dans laquelle vous aurez laissé infuser pendant quinze ou vingt heures des racines de concombre sauvage bien pilées.

Il est même urgent de donner de temps en temps de ce breuvage aux cochons, qui les préserve des maladies contagieuses auxquelles ils sont sujets.

QUATRIÈME PARTIE.

MALADIES CONTAGIEUSES DES CHEVAUX.

DES ÉCURIES.

Les écuries des chevaux doivent être bâties sur un sol sec et élevé, et autant que possible à l'Est; construites à ce que l'air y circule librement; le sol doit être battu, pavé ou planchéié : cette dernière méthode est la préférable. Il faut relever la litière tous les jours et balayer l'écurie.

DE LA MORVE.

Cette maladie se communique plus qu'aucune autre dans l'espèce chevaline; non-seulement ceux qui se trouvent dans la même écurie la prennent, mais l'air se corrompt et s'infecte, ensorte qu'elle est capable de se communiquer à tous les autres animaux qui sont sous le même toit. C'est pourquoi il faut d'abord les séparer, et ne les point laisser boire dans un même seau et particulièrement ne pas les mener boire dans aucun abreuvoir.

On reconnait ordinairement cette maladie à l'écoulement qui se fait par les naseaux, d'une humeur visqueuse, tantôt blanche, tantôt rousse, d'autres fois jaune ou verdâtre; on peut joindre à ces signes l'engorgement des glandes qui surviennent sous la ganache:

2.

si elles sont douloureuses, c'est un grand préjugé de morve.

On remarque communément que, dans la morve, les chevaux ne jettent que d'un côté, et que dans le morfondement ils jettent des deux.

Pour guérir la morve, il est indispensable d'avoir de suite recours à un artiste vétérinaire, pour opérer le barrage des deux veines du cou de l'animal, et en attendant que cette opération soit faite, il ne faut donner au cheval que du son mouillé, de la paille de froment et de l'eau blanche, lui faire faire un exercice modéré sans le laisser croupir au coin de l'écurie ; et pour sa boisson, il faut faire fondre un kilogramme de soufre dans une cuillère de fer, et tout bouillant le jeter dans un seau d'eau, il faut ensuite retirer le soufre du seau, le faire fondre une seconde fois, et le jeter encore dans la même eau qui sera destinée pour la boisson du cheval morveux. Le sel doux du soufre qui est le baume des poumons et du foie demeurera dans l'eau, et contribuera beaucoup à le guérir. Il suffit que l'eau prenne l'odeur du soufre, et fait que l'animal ne se dégoûte point de la boisson. Il faut le promener de temps en temps lorsqu'il fait beau seulement; se garder de lui faire prendre aucun purgatif. On lui donnera seulement tous les jours du vin émétique, mêlé d'un peu de poudre cordiale; ce remède ne purge point, il ne contribue qu'à la transpiration des humeurs qui causent la morve. Il faut aussi tous les jours, seringuer de ce vin, dans le naseau du cheval, ou y insérer avec un plumasseau de l'huile de laurier.

RECETTES POUR FAIRE LE VIN ÉMÉTIQUE

1re Recette. Il faut avoir cinq ou six morceaux de verre d'antimoine du plus beau, le piler bien menu, et les mettre à tremper toute la nuit dans un litre et demi de vin blanc ou rouge; le lendemain on retire la poudre de verre d'antimoine, et on la laisse sécher pour une autre fois, et le vin est émétique. La même poudre peut durer deux ans à cela, et sera toujours bonne.

2me Recette. On peut aussi pour faire du vin émétique plus fort, piler du foie d'antimoine, en mettre deux onces dans une bouteille de un litre et demi, l'emplir de vin blanc ou rouge, au bout de vingt-quatre heures, on peut en ôter un demi-litre pour s'en servir, et remettre de nouveau même quantité de vin dans la bouteille. On peut en ôter tous les jours et en remettre; vous aurez pendant un an entier de bon vin émétique de cette façon.

3me Recette. La poudre angélique fera le même effet, mais beaucoup mieux que toutes les préparations d'antimoine, il en faut une once, pour une bouteille de la contenance d'un litre et demi.

Pronostic. L'usage de ce vin continué, purifiera le sang, résistera à la corruption, donnera bonne haleine, maintiendra le cheval en santé et préviendra les maladies. Ce traitement doit se faire pendant trente jours, pour pouvoir guérir un cheval.

DE LA GALE.

La Gale est un vice du cuir qui le rend dur, sec, âpre, et en fait tomber le poil; elle se communique entre des chevaux galeux et même avec les étrilles ou époussettes, qui ont servi au pansement de ceux atteints de ce mal. On distingue deux sortes de Gales : l'une est une espèce de gratelle ou Gale vive qui s'étend par tout le corps; elle ne pousse rien au-dessus du cuir, qu'une espèce de farine ou crasse, elle fait perdre tout le poil et est très-difficile à guérir; elle peut provenir ou de contagion, de fatigue ou de misère et pour avoir souffert la faim, la soif et les injures de l'air.

L'autre espèce se manifeste au dehors par des enlevures et des croûtes en forme de boutons qui s'écorchent en laissant de petites plaies; cette dernière est plus aisée à guérir que la précédente, si ce n'est dans la crinière et dans la queue, où elle s'attache extrêmement; il est même très-difficile de la déraciner de ces deux points, attendu que les remèdes ne peuven pénétrer au travers.

REMÈDE. Pour guérir ce mal, il faut saigner le cheval au cou, afin que les remèdes agissent efficacement, et afin de diminuer la chaleur du sang; le purger le surlendemain avec une once d'aloës succotrin, demi-once de Séné et deux gros et demi de fenouil en poudre, infusés dans trois demi-setiers de vin; demi-heure suffit après la préparation, pour le faire avaler. Il ne faut donner au cheval que la moitié de sa nourriture ordinaire, le jour avant la médecine, et brider le cheval cinq heures après.

Il faut lui supprimer l'avoine, et ne lui donner que du son mouillé.

Après qu'il aura été saigné ou purgé une ou deux fois, si le mal est ancien, on ne risque rien de le frotter avec de la lessive commune, où l'on aura fait bouillir deux ou trois onces de tabac ordinaire.

DE LA GOURME.

La Gourme est une décharge des humeurs impures qu'un jeune cheval contracte, qui coulent ordinairement par abscès au-dessous de la gorge et entre les deux os de la ganache ou par les naseaux. On connaît ce mal, lorsque le cheval cesse de manger et qu'il lui vient sous la gorge au milieu de la mâchoire, sur le haut et sur les plis du cou, une grosseur comme un œuf, plus ou moins grand. Cette grosseur embarrasse le cheval, jusqu'à ce que la tumeur soit percée pour que la postume en sorte.

Supposez qu'un jeune cheval jette sa gourme par les glandes qui sont situées entre les deux os de la ganache. Il faut pour bien faire jeter la gourme à un cheval, l'envelopper sous la gorge d'une peau de mouton ou de brebis, en sorte que la laine soit contre la peau de l'animal, le tenir chaudement, bien couvert et hors des vents; frotter tous les jours les glandes et l'alentour des mâchoires ou ganache avec la composition suivante :

Prenez, huile de laurier, beurre frais, huile d'olive,

autant de l'un que de l'autre, et onguent d'Althéa, le double d'un des trois autres, mêlez-le tout à froid dans un pôt, et de cet onguent graissez la tumeur, il attirera et fera venir les glandes en maturité. Lorsque l'on apercevra la matière formée, si elle ne peut sortir d'elle-même, ce qui serait à souhaiter, il faut l'ouvrir dans l'endroit où l'on reconnait en appuyant ses doigts, une petite pointe blanchâtre, afin de donner issue à la matière. Procurez-vous du beurre frais, et huile d'olive, de chacun quatre onces. demi-litre d'eau de fontaine, faites-les cuire avec une once de farine de graine de lin, jusqu'à ce qu'il soit comme de la bouillie épaisse, et de cela frotter les plaies; si on n'a pas le temps de composer cet onguent, on peut se procurer pour dix centimes d'onguent Basilicom, qui pourra servir également. Il faut entretenir l'ouverture des plaies, jusqu'à ce que la matière se soit entièrement écoulée, ensuite les laver avec du vin tiède et y appliquer des étoupes sèches. De cette manière on parvient assez facilement à la guérison, et on délivre l'animal d'un germe nuisible à sa santé. Si le cheval jette abondamment par le nez, il ne lui faut rien faire, si ce n'est le tenir couvert chaudement, et le promener soir et matin, mais s'il a les conduits du nez bouchés, ce qu'on connaîtra, quand il a de la peine à respirer, il lui faut seringuer dans les naseaux (avec une petite seringue) de la liqueur faite moitié vin blanc et moitié huile d'olive, battus ensemble, le tout tiède. Ce petit remède souvent réitéré, donne grande facilité pour faire jeter.

S'il ne jette que peu, donnez-lui tous les matins, demi-litre de vin du meilleur que l'on trouvera, avec une demi-once de Thériaque, mêlez ensemble.

Il y a aussi une herbe nommée Pervenche, laquelle hachée menu, et donnée en bonne quantité parmi le son mouillé, fera jeter abondamment le cheval.

MORSURES DES BÊTES VENIMEUSES.

Certains auteurs proposent le moyen de guérir les morsures de certains petits animaux venimeux, faites par des souris, qui sont plus grises que les communes, et qui ont le nez plus pointu. Leur morsure est si dangereuse que les chevaux et les chiens en meurent quand ils en sont mordus, si le secours n'est prompt. Si même des chats les mangent, ils meurent étiques ensuite, sans les pouvoir garantir de la malignité que leur a causée cette petite bête. Ces animaux se nourrissent dans la paille pourrie et dans les granges et les écuries.

Lorsque cette petite souris a mordu un cheval au paturon ou au boulet, on reconnaît le lendemain cette partie enflée, elle se propage jusqu'au jarret, et de là, gagne les bourses et le fondement qui s'enflent extraordinairement, et si également ils sont mordus au ventre, il est rare qu'ils ne meurent dans deux fois vingt-quatre heures, s'ils ne sont secourus.

Sitôt qu'on aperçoit le mal, si c'est à la jambe, il faut mettre des jarretières de pur fil, larges d'un pouce, les bien lier au-dessus de l'endroit mordu, afin que l'enflure ne puisse aller plus loin. Il faut alors battre cette enflure bien fort, jusqu'à ce que le sang s'aperçoive, puis la frotter avec de l'orviétan, très-abondamment, et en faire avaler au cheval en même temps, une once dans demi-litre de vin. Le lendemain, il faudra encore frotter abondamment la même partie, avec le même liquide, et lui en faire boire une demi-once avec un quart de litre de vin.

Après la seconde prise, et la seconde friction des parties enflées, il faudra délier la jarretière, et bien frotter ces parties avec de l'esprit de vin et mettre sur l'enflure un linge mouillé de ce même liquide et le lier autour avec une compresse.

Ce même remède peut servir pour les morsures de toutes les bêtes venimeuses qui causent enflure, et sur toutes les espèces d'animaux; le plus sûr dans ce cas, serait l'essence de vipères, le meilleur.

CINQUIÈME PARTIE.

MÉDECINE RURALE.

RAGE.

Il n'est point de maladie plus cruelle que la rage, et il n'y en a pas dont il soit plus difficile de se garantir, d'après les anciens médecins.

Les modernes n'ont rien laissé à désirer sur les différentes espèces de rage, les symptômes, et l'origine de cette maladie. On l'a observée le plus souvent dans les pays chauds que dans les pays froids. L'horreur de l'eau en fait le principal caractère.

On distingue deux espèces de rage; celle qui vient d'elle-même dans une personne qui n'a été mordue par aucun animal enragé, est appelée Spontanée; mais si elle dépend d'une morsure ou d'un attouchement immédiat, elle prend le nom de rage communiquée.

La rage Spontanée est plus facile à guérir que la communiquée.

Pour développer d'une manière claire et précise les différents symptômes qui caractérisent la rage, nous devons faire connaître les différents animaux qui enragent d'eux-mêmes, et qui peuvent la communiquer aux personnes et aux différentes espèces d'animaux.

De ce nombre sont toutes les espèces de chiens, les loups, les fouines, les belettes, les renards et les chats.

Les humeurs de ces espèces d'animaux sont plus

disposées à la corruption que les autres ; ils ne suent que très-difficilement, ont leur sang gluant, leur cuir très-serré, et qu'ils enragent ordinairement en hiver, lorsque la nourriture leur manque.

DE LA RAGE DES CHIENS.

C'est mal à propos qu'on fait tuer un chien, après qu'il a mordu quelqu'un. On doit au contraire le conserver, pour s'assurer si la rage a été communiquée. Pour cet effet, on doit attacher l'animal avec une chaîne en fer et le mettre hors de portée de ne pouvoir être vu de personne, si ce n'est de celui qui le traite. On le reconnaît enragé, s'il ne veut ni boire ni manger ; quelquefois il paraît endormi, sa langue sort de sa gueule, il jette de l'écume et ses yeux sont larmoyants.

C'est dans la bave de l'animal enragé qu'est renfermé le venin de la rage. On a vu la rage se développer au bout de trois jours, de trois semaines, et de deux ou trois mois chez des personnes mordues: d'après cela, une personne qui l'est, ne doit pas négliger de mettre en usage les différents remèdes qui peuvent la préserver de la rage.

Pour cela, on appliquera un cautère, sur l'endroit de la morsure ; on laissera la plaie longtemps ouverte, et on coupera les bords s'ils sont calleux. On peut encore brûler la plaie, et la couvrir ensuite d'un emplâtre vésicatoire, saupoudré de mouches cantharides. On peut aussi y appliquer également des harengs salés ou bien faire usage du vinaigre, malgré cela on doit s'empresser d'appeler sur l'instant un médecin.

On regarde encore un remède spécifique et préservatif qui a opéré grand nombre de guérisons de l'espèce.

Prenez, d'hépatique terrestre nettoyée, séchée et pulvérisée demi-once, de poivre noir en poudre deux gros, mêlez, divisez cette poudre en quatre prises égales. On donne une de ces prises tous les matins à jeun, pendant quatre jours, dans un quart de litre de lait de vache.

On doit faire saigner le malade, avant de commencer, et le cinquième jour, on lui donnera un bain froid, qu'il faudre continuer pendant un mois.

QUELS ANIMAUX SONT SUJETS A LA RAGE.

Tous les animaux peuvent être attaqués de la rage; l'homme même n'en est pas exempt; mais ce dernier cas est extrêmement rare. On a vu aussi quelquefois des chevaux, des ânes, des mulets, des bœufs, des cochons, etc., attaqués de cette maladie, mais les animaux carnivores y sont les plus sujets.

SAISONS OU LA RAGE EST LE PLUS ORDINAIRE.

Quoique la rage puisse attaquer les animaux dans tous les temps, il faut observer qu'elle arrive plus fréquemment dans les étés brûlants et dans les hivers rigoureux, surtout lorsque les eaux sont taries ou glacées, et que les animaux ne trouvent point à se désaltérer, lorsqu'ils manquent de nourriture et qu'ils sont obligés de s'en procurer, quand ils mangent des viandes pourries et remplies de vers. Ce sont ordinairement le plus souvent les chiens de ferme.

SIGNES QUI FONT RECONNAITRE UN CHIEN ENRAGÉ.

Les chiens sont sujets à plusieurs espèces de maladies, que fort souvent l'on confond généralement sous le nom de rage, il est très-essentiel de s'assurer si un chien est enragé. Voici les circonstances où l'on peut reconnaître ces symptômes.

L'animal paraît triste et abattu, il cherche la solitude dans un coin, il éprouve de temps en temps des soubresauts, il grogne souvent sans aboyer et sans qu'il aperçoive personne, il refuse le boire et le manger; s'il marche, il est tremblant et il paraît endormi. Cet état dure ordinairement deux ou trois jours, et s'il n'est pas attaché, il quitte subitement la maison de son maître, et alors il fuit de tous côtés, sa démarche est mal assurée, tantôt il marche d'un pas lent, tantôt il court, souvent il tombe, son poil est hérissé, la gueule ouverte, pleine de bave, la langue pendante, la queue serrée, et il n'aboie point; alors il se jette indistinctement sur tout ce qu'il rencontre. Après quarante-huit heures passées dans cet état de fureur, ils meurent dans des convulsions. Des observateurs dignes de foi, assurent qu'à l'aspect d'un chien enragé, les autres chiens fuient en aboyant, ou s'ils ne peuvent l'éviter, ils restent timides et sembleut le caresser.

Les symptômes que l'on remarque dans les chiens enragés, sont à peu près les mêmes dans tous les animaux; en général, on doit se défier de toute morsure faite par un animal qui n'a point été provoqué; on ne doit pas hésiter à employer le traitement que nous allons indiquer plus loin, surtout, si l'animal est fugitif et a quelque signe de maladie.

Pour s'assurer d'une manière positive si une plaie a été faite par un animal enragé, plusieurs auteurs conseillent de frotter la gueule, les dents et les gencives du chien tué, avec un morceau de viande cuite, et de le présenter ensuite à un chien sain, que l'on aura soin de museler avant de la lui présenter; s'il la refuse en criant et en hurlant, l'animal tué était enragé; mais ils ajoutent, si la viande a été bien reçue et mangée, il n'y a rien à craindre.

Également, les animaux qui auraient fait quelque morsure, et qui n'auraient pu être tués sur le coup, il serait très-urgent avant de laver la plaie, de frotter la morsure faite, avec un morceau de pain ou de viande, de manière qu'ils soient imbibés du sang ou des sucs de la plaie, le présenter à un chien sain, qu'on aura soin avant tout de museler, afin de s'assurer des signes ou façons que cet animal pourrait faire connaître, attendu qu'un chien affamé, malgré la finesse de son odorat, pourrait manger sans répugnance le pain imbibé des sucs de la plaie, qu'on lui présenterait. Si le chien refuse de le manger , on peut être certains que la morsure a été faite par un animal enragé.

On peut faire de même une incision à un chien bien portant, la frotter avec la bave de l'animal mort, ou que l'on présume atteint de la rage s'il n'a pas été tué, et afin que le sang qui coule de cette incision ne nuise pas à l'objet qu'on se propose, il serait convenable d'y mettre un morceau de charpie imbibée de la bave de l'animal suspect. S'il se passe une semaine sans aucun symptôme de maladie, on peut croire avec assurance, que l'animal n'était pas enragé. Ce procedé doit servir uniquement pour les personnes, attendu que la rage ne se prononce pas sitôt chez les hommes que chez les animaux. Il faut avant tout, attacher l'animal bien sûrement dans un coin, n'en approcher qu'avec précaution, et après avoir reconnu quelques symptômes le tuer sur-le-champ. On peut connaître aussi si la morsure est faite par une bête enragée ou non, en appliquant une fève coupée en deux sur la plaie. Si la fève y tient, il y a du venin, et si elle n'y tient pas, ce n'est pas une morsure de bête enragée. Lorsque tous ces cas se présenteront, il faudra de suite appeler un médecin, pour les personnes, et un artiste vétérinaire pour les animaux. Enfin, il ne faut point abandonner à l'air le cadavre des animaux enragés: il faut de suite les enfouir profondément sans le moindre retard, pour que d'autres animaux affamés ne les mangent et ne contractent la rage.

COMMENT LA RAGE SE COMMUNIQUE.

Le plus souvent, c'est par la morsure d'un chien, d'un loup, d'un chat enragé, que le bétail contracte cette cruelle maladie. Il y a cependant d'autres infections, le contact seul de la bave sur la peau, suffit pour communiquer la rage. Plusieurs auteurs assurent que des chevaux, des bœufs et des moutons, l'ont contractée, pour avoir mangé de la litière sur laquelle avaient demeuré des cochons enragés.

Il faut donc se garder de mettre aucun animal dans les écuries où il aurait existé des animaux de l'espèce.

Temps où les accidents surviennent après la morsure d'un animal enragé.

La plaie faite par un animal enragé, pansée simplement avec de l'eau-de-vie ou de l'eau camphrée, se guérit aussi promptement qu'une plaie faite par un animal sain; ce n'est que quelque temps après, que les douleurs annoncent l'action du venin renfermé dans les plaies; bientôt on voit arriver les accidents les plus graves; ces accidents se déclarent plus ou moins promptement dans les différentes espèces d'animaux. En général, un chien ou un bœuf qui a été mordu par un animal enragé ne passe pas le neuvième jour; et ce n'est que trente ou quarante jours après la morsure, que cette maladie se déclare dans l'homme. Ces différences dépendent le plus souvent du tempérament des animaux mordus, ou du fort tempérament des personnes, et aussi de la saison et de la nature des plaies.

TRAITEMENT DE LA RAGE.

Le bétail étant si précieux aux habitants de la campagne, il est par conséquent indispensable de leur indiquer les précautions à prendre pour se les conserver, et prévenir les suites funestes de la morsure d'un animal enragé. Le mal est le même que dans l'homme à quelque différence près Seulement dans les animaux, il faut se hâter d'employer les remèdes, parce qu'en général le venin se développe plus promptement que chez l'homme.

Lorsqu'un bœuf ou un cheval a été mordu, au lieu de porter le caustique dans la morsure, comme il est d'usage chez l'homme, il est plus sûr de couper sur-le-champ la partie mordue de l'animal, passer un fer rougi sur la plaie saignante, ce qui arrêtera promptement l'hémorragie et fournira la suppuration.

On pansera ensuite la plaie avec un digestif térébenthiné; mais si la morsure est dans une partie du corps, où l'on ne puisse faire l'extirpation, après avoir coupé le poil, lavé fortement la partie, on agrandit la plaie, et on y porte le fer rouge, de manière à pénétrer dans toute la blessure; on la panse ensuite avec de l'onguent digestif que l'on anime de temps en temps avec des Cantharides ou la pierre à cautère; et après quelques semaines, on laisse fermer la plaie. Pendant ce traitement, on doit séparer l'animal blessé, afin que les autres ne viennent point lécher sa plaie. Celui qui la panse doit avoir soin de se laver les mains, soit avec du savon, soit avec du fort vinaigre, après chaque pansement.

Remède infaillible contre la rage, tant des hommes que de toutes sortes d'animaux.

Si quelque personne ou quelque animal a été mordu

d'une bête, ou de quelque personne enragée, et qu'il y ait plaie entamée, il faut avant toutes choses bien nettoyer les plaies avec quelque ferrement, ne point se servir d'aucun couteau duquel on doive se servir pour manger ou pour découper quelque chose que ce soit; puis il faut bien laver la plaie avec de l'eau et du vin un peu tiède et y mettre un pincée de sel autant qu'on peut en prendre avec trois doigts de la main.

Une fois que les plaies sont nettoyées de cette sorte, il faut avoir de la Rhüe, de la sauge, et des marguerites sauvages qui viennent aux champs et aux prés, surtout feuilles et fleurs s'il y en a, une bonne prise de chacune de ces plantes, ou davantage s'il y avait plusieurs personnes à panser ; mais pour une seule personne ou une plaie, il suffit d'une pincée pour chacune. On ne risque rien de prendre un peu plus de marguerites que des deux autres plantes; il faut aussi, si l'on peut s'en procurer, prendre quelques racines d'églantier ou rosier sauvage des plus tendres et aussi de la Scorsonère.

Il faut hacher ces racines, particulièrement celles d'églantier bien menu, ajouter à tout cela six gousses d'ail; piler premièrement les racines d'églantier et la sauge dans un mortier; ces deux espèces étant pilées, mettez et pilez encore dans le même mortier tout le reste avec une pincée de gros sel ou d'un peu plus de sel blanc, mêler bien le tout ensemble, et faire un marc de tout cela.

Puis il faut prendre de ce marc, et en mettre sur la plaie en forme de cataplasme ; si la plaie est profonde, il est essentiel d'y faire couler du jus du même marc, puis bander la plaie et la laisser ainsi jusqu'au lendemain. Cela fait, sur le reste du marc qui devra être de la grosseur d'un œuf de poule, on doit jeter un demi-verre ordinaire de vin blanc ou d'autre vin faute de celui-là, après avoir mêlé dans le mortier le tout, il faudra en exprimer ce même tout dans un linge, pour en retirer le jus et le faire boire au malade à jeun. Il faudra avoir soin de faire laver la bouche avec du vin et de l'eau, pour ôter le mauvais goût de la potion prise. Cette potion est nécessaire, pour empêcher que le venin ne saisisse le cœur et pour l'en chasser s'il veut s'y introduire. Il faut se garder de boire ni de manger quelque chose que ce soit pendant trois heures après le remède pris.

On pourra s'abstenir les jours suivants de racler ou laver les plaies comme le premier jour, mais il faut au moins pendant neuf jours consécutifs, appliquer sur les plaies, du marc, chaque matin, et prendre tous les mêmes jours à jeun, la même potion de jus, comme le premier jour, et sans manquer, pour le danger qu'il y aurait de le discontinuer pendant ce temps.

Si dans les neuf jours les plaies ne sont pas entièrement guéries, on doit les panser comme on ferait une plaie simple; et au bout de ce temps on peut laisser voir le malade, sans danger de personne. C'est ce qu'il ne faudrait pas faire, si le malade avait été mordu depuis plus de neuf jours avant de commencer ce remède, surtout si elle avait été mordue par une bête reconnue enragée. Pour les bêtes qui auraient été mordues de quelqu'autre enragée, il faut user du même remède, à l'exception qu'on peut mettre du lait au lieu du vin, parce qu'elles le prennent plus facilement.

Certains auteurs prétendent que de tous les ingrédients précités, il n'y en a pas un qui ne soit aussi commun, comme la racine de la Scorsonère. qui est une espèce de Salsifis, connu sous le nom de barbe de bouc, qui a l'écorce de la racine noire, et qui est très-excellente contre tous les venins et spécialement contre les morsures de vipères et bêtes enragées

AUTRE REMÈDE FACILE POUR LA RAGE.

D'abord qu'on a été mordu d'une bête enragée, ou qu'on soupçonne de l'être, il faut pour empêcher toutes les suites fâcheuses, faire brûler une écaille d'huître, seulement celle de dessous qui a un bord noir, laquelle bien calcinée, vous la mettrez en poudre et la passerez au tamis, et avec quatre œufs, faites-en une omelette que vous fricasserez avec de l'huile d'olive; faites-la manger au malade. Il faut qu'il reste ensuite six heures sans rien manger, et surtout n'avoir rien pris avant de la manger, et pour plus de précaution, il faudra renouveler ce remède de deux jours l'un, trois fois.

Pour les chiens qui ont été mordus, on leur fait manger la poudre d'écaille calcinée avec de l'huile d'olive, puis on les laisse jeuner. Il leur faut faire prendre la poudre d'un écaille de dessous, qui est la dose, celle de dessus étant inutile, et renouveler ce remède trois fois, comme pour les personnes.

Pour les chevaux, bœufs, vaches et autres animaux, il faut prendre la poudre de quatre ou cinq écailles bien calcinées comme dessus, et leur faire avaler avec de la bonne huile d'olive, et réitérer pendant deux fois seulement de deux jours l'un. Il faudra faire jeuner l'animal, six heures avant de donner le remède et autant de temps après l'avoir pris. Le plus de poudre des écailles ne peut nuire ; alors il en faut faire avaler le plus qu l'on peut aux personnes et aux animaux.

MANIÈRE DE CALCINER LES ÉCAILLES.

Pour bien calciner les écailles d'huître, il faut les mettre sur la cendre du feu, les couvrir avec du charbon noir, qui en s'allumant brûlera les écailles. Il faut les laisser dans le feu jusqu'à ce qu'elles soient toutes blanches, pour pouvoir les briser facilement et les mettre en poudre, pour s'en servir au besoin.

Cette poudre est incorruptible et peut se conserver.

En terminant ce petit Traité, nous devons avertir les lecteurs, que si un bœuf, ou un autre animal quelconque meurt de la rage, il ne faut point le dépouiller de son cuir, car sa bave et son sang pourraient communiquer la maladie à celui qui le toucherait sans attention. Il faut, nous le répétons, avoir soin au plus vite, d'enterrer l'animal aussi profondément que possible, pour que les chiens et autres animaux carnivores ne puissent le dévorer ; ce qui pourrait devenir une source de nouveaux malheurs.

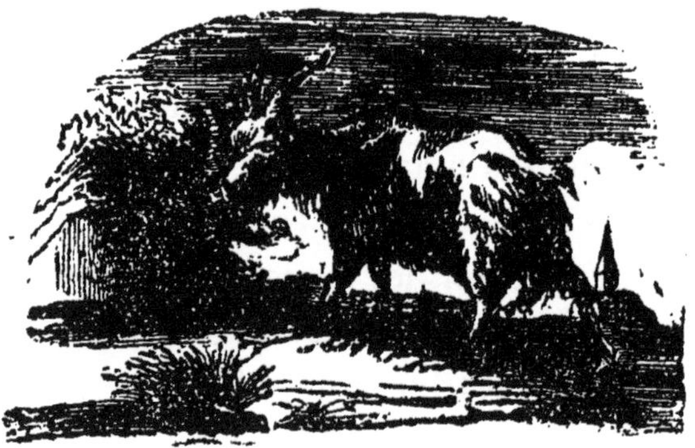

www.ingramcontent.com/pod-product-compliance
Ingram Content Group UK Ltd.
Pitfield, Milton Keynes, MK11 3LW, UK
UKHW021036180726
13838UKWH00004B/1825